DE LA PRÉDOMINANCE

DE

LA FORCE SUR LA MATIÈRE

DANS L'ORGANISME VIVANT

LEÇON D'OUVERTURE DU COURS D'ANATOMIE GÉNÉRALE ET D'EMBRYOGÉNIE

FAITE LE 5 NOVEMBRE 1879

PAR

Le Dr Henri GRIPAT

Professeur suppléant d'Anatomie et de Physiologie à l'École de Médecine d'Angers
Lauréat de cette école (prix de 1re année, 1864-1865)
Ancien Interne en Médecine et en Chirurgie des Hôpitaux de Paris
Lauréat de la Faculté de Médecine de Paris (Prix Monthyon , 1874)
Membre correspondant de la Société Anatomique
Secrétaire de la Société de Médecine d'Angers.

ANGERS

GERMAIN ET G. GRASSIN, IMPRIMEURS-LIBRAIRES

RUE SAINT-LAUD.

1879

DE LA PRÉDOMINANCE

DE

LA FORCE SUR LA MATIÈRE

DANS L'ORGANISME VIVANT

LEÇON D'OUVERTURE DU COURS D'ANATOMIE GÉNÉRALE ET D'EMBRYOGÉNIE

FAITE LE 5 NOVEMBRE 1879

PAR

Le Dʀ Henri GRIPAT

Professeur suppléant d'Anatomie et de Physiologie à l'École de Médecine d'Angers
Lauréat de cette école (prix de 1ʳᵉ année, 1864-1865)
Ancien Interne en Médecine et en Chirurgie des Hôpitaux de Paris
Lauréat de la Faculté de Médecine de Paris (Prix Monthyon , 1874)
Membre correspondant de la Société Anatomique
Secrétaire de la Société de Médecine d'Angers.

ANGERS

GERMAIN ET G. GRASSIN, IMPRIMEURS-LIBRAIRES

RUE SAINT-LAUD.

1879

MONSIEUR L'INSPECTEUR,

MESSIEURS,

L'ensemble des lois qui régissent la structure et le fonctionnement du corps humain, le développement et l'évolution des
tissus, tel est le vaste champ de l'anatomie générale. C'est à elle
de réunir en un faisceau compact et de coordonner les faits
isolés que fournissent l'anatomie et la physiologie, dans l'état de
santé ou de maladie. Comme toute science de synthèse, on ne
peut donc l'aborder avec fruit qu'ayant déjà l'esprit riche d'une
bonne somme de connaissances recueillies peu à peu dans le
cours des études antérieures.

Aussi, permettez-moi de m'effrayer devant la tâche qui m'in-
combe en ce jour où je dois, dans cette leçon d'ouverture, et
sans sortir des limites de mon enseignement, parler devant des
maîtres et devant de futurs élèves. Un double danger doit être
évité, puisqu'il faut traiter ici des faits généraux de la médecine
dans un langage accessible à tous, à la fois suffisamment élevé
et pourtant élémentaire. Et ce danger est rendu plus grand encore
par la nature même de mon sujet, puisque je chercherai à prouver
par quelques exemples que « la force domine la matière dans
» l'organisme vivant. »

Je ne dois pas oublier non plus, Monsieur l'Inspecteur (1),
que j'ai l'honneur de parler devant vous, et qu'il me faudrait

____

(1) M. Yon, inspecteur d'Académie.

employer un langage académique pour mériter tous vos suffrages.

Pour ces raisons, je dois en commençant, Messieurs, implorer votre indulgence et réclamer votre attention.

L'ensemble des corps peut être divisé en deux grands empires : les corps sont inorganiques ou bien ils sont organisés. De Quatrefages, dans son livre sur l'*Espèce humaine* fait remarquer que plus on monte dans l'échelle de ces corps et plus les phénomènes. qui s'y manifestent apparaissent nombreux, plus sont nombreuses, par conséquent, les causes des phénomènes.

En première ligne (1), vient le règne sidéral que règlent seules les lois de la gravitation ; puis le règne minéral qui dépend des forces physico-chimiques ; ensuite le règne des végétaux où les phénomènes d'organisation apparaissent, sans qu'ils puissent pour cela se soustraire aux lois de la gravitation et de la chimie. Plus haut sont les animaux qui possèdent en outre les mouvements volontaires ou de relation. La vie est chez eux plus compliquée que celle des plantes, et cependant les mêmes forces de gravitation, d'affinité chimique, de vie végétative dominent encore leur existence. Enfin, par dessus tout, l'auteur place, dans un règne à part, l'homme seul, supérieur aux animanx par ses propriétés psychologiques et sociologiques.

L'anatomie et la physiologie devant surtout s'occuper de l'individu au point de vue de l'animalité, restons rigoureusement sur ce terrain et réunissons l'homme aux animaux en étudiant les relations de la force et de la matière.

L'organisme en fonctions est manifestement composé d'une partie matérielle associée à des forces diverses, forces physicochimiques qui le régissent en tant que matière, et forces organiques nécessaires à la matière organisée. Tant qu'il vit, le corps est soumis aux lois des forces vitales, et ces forces sont nécessaires au maintien de son organisation.

Quelle est l'origine, quelle est la nature, quelle est la fin de ces forces, ce n'est pas là notre sujet ; constatons seulement

---

(1) De Quatrefages, *l'Espèce humaine*, 3⁰ édition, 1877, chap. I.

leur existence et cherchons si elles sont le résultat de l'organisation, ou si plutôt elles en sont l'origine et la raison d'être.

L'homme naît, vit et meurt. Pour le suivre dans le cours
complet de son existence, nous devons l'étudier « à la naissance
» de l'être, dans le germe fécondé; dans la croissance et dans
» la conservation de l'être, c'est-à-dire dans l'organisme en
» évolution et en conflit permanent avec le monde extérieur;
» et, enfin, dans la période de déclin de l'être et au moment
» suprême de la mort (1). »

Ces trois étapes comprennent la vie de l'être en tant qu'individu. Comme membre de l'espèce il est encore intermédiaire à
des parents et des enfants semblables à lui; il n'est plus alors
une unité, mais une fraction de l'espèce entière; c'est un anneau
d'une longue chaîne.

Revenons à l'individu pour dégager la loi générale de sa vie
propre. Qu'est-ce que la vie considérée dans l'ensemble de ses
manifestations? Pour le faire comprendre, le mieux est de passer
ici la parole à Cl. Bernard. « S'il fallait, dit-il (2), définir la vie
» d'un seul mot, qui, en exprimant bien ma pensée, mît en
» relief le seul caractère qui, suivant moi, distingue nettement
» la science biologique, je dirais : la vie, c'est la création... Ce
» qui caractérise la machine vivante, ce n'est pas la nature de
» ses propriétés physico-chimiques, si complexes qu'elles soient,
» mais bien la création de cette machine qui se développe sous
» nos yeux dans les conditions qui lui sont propres et d'après
» une idée définie qui exprime la nature de l'être vivant et
» l'essence même de la vie.

» Quand un poulet se développe dans un œuf, ce n'est point
» la formation du corps animal, en tant que groupement d'élé-
» ments chimiques, qui caractérise la force vitale. Ce groupe-
» ment ne se fait que par suite des lois qui régissent les propriétés

---

(1) Chauffard, *La Vie, Études et problèmes de biologie générale*, 1878, p. 325.
(2) Cl. Bernard, *Introduction à l'Étude de la Médecine expérimentale*, 1865,
p. 161.

» physico-chimiques de la matière; mais ce qui est essentielle-
» ment du domaine de la vie et ce qui n'appartient ni à la
» physique, ni à la chimie, ni à rien autre chose, c'est « l'idée »
» directrice de cette évolution vitale. Dans tout germe vivant, il
» y a une idée créatrice qui se développe et se manifeste par
» l'organisation. Pendant toute sa durée, l'être vivant reste sous
» l'influence de cette même force vitale créatrice, et la mort
» arrive lorsqu'elle ne peut plus se réaliser. Ici, comme partout,
» tout dérive de l'idée qui seule crée et dirige; les moyens de
» manifestation physico-chimiques sont communs à tous les
» phénomènes de la nature et restent confondus pêle-mêle,
» comme les caractères de l'alphabet dans une boîte où une
» force va les chercher pour exprimer les pensées ou les méca-
» nismes les plus divers. C'est toujours cette même idée vitale
» qui conserve l'être, en reconstituant les parties vivantes désor-
» ganisées par l'exercice ou détruites par les accidents ou les
» maladies. »

Une si longue citation se justifie et par le renom de son auteur
et par la netteté de l'idée qu'elle met en relief, l'idée de création.
C'est elle qui domine toute la vie de l'individu et passe par dessus
les phénomènes physico-chimiques indispensables assurément
mais non pas dominants, phénomènes auxquels certains natura-
listes voudraient réduire la vie entière. La vie n'est pas seulement
justiciable de la physique et de la chimie, c'est ce que dit ici
formellement Cl. Bernard.

Il est certain que, dans le domaine actuel de la physique et
de la chimie, « rien ne se crée, rien ne se perd, » ainsi que
Lavoisier l'a établi. La matière inorganique se transforme; la
force qui y est attenante se modifie également et les phénomènes
de chaleur, de lumière, d'électricité, ne sont, somme toute, que
des apparences et des manières d'être différentes d'une même
force transformable.

Mais, dès que nous entrons dans l'étude des corps organisés,
les choses changent. Si l'être organisé est exposé aux actions
physico-chimiques, il peut y résister, et cela grâce à l'influence
de la vie. La vie est une force supérieure aux forces physico-

chimiques et différente. Quelles qu'en soient la cause et la nature
on peut l'appeler indistinctement force ou vie, par opposition à
la matière à laquelle elle est intimement unie et qu'elle dirige.

« Le plus merveilleux spectacle que l'observation scientifique
» puisse poursuivre, dit Chauffard (1), est celui du germe
» fécondé, et des transformations rapides et successives à la
» suite desquelles ce germe tourne en un être complet, plus ou
» moins élevé dans la hiérarchie vivante. Ce spectacle contient
» en lui, pour qui sait le comprendre, toutes les vérités fonda-
» mentales de la biologie... Qu'est, en effet, le germe fécondé?
» Une matière protoplasmatique, sous forme cellulaire à peine
» ébauchée et perceptible, mais tout imprégnée d'une force qui
» va la transformer. « Un esprit d'ordre anime en secret le
» monde », a dit Voltaire; un esprit pareil anime le germe, et va
» en faire sortir un monde vivant. Tous les germes animés sont
» comparables, ou, pour mieux dire, semblables dans leur forme
» visible. Rien ne distingue en apparence les germes d'où vont
» surgir les êtres les plus dissemblables. Le naturaliste le plus
» exercé aura beau soumettre à tous les moyens d'analyse, aux
» grossissements les plus puissants du microscope, un germe
» déterminé, il ne saurait dire ce que renferme en puissance ce
» germe, quelle sorte d'esprit s'est incarné en lui, et va le con-
» duire à tel ou tel développement, à l'acquisition de telle ou
» telle forme. Tout dépend de l'idée directrice et finale réalisée
» en ce germe. »

L'ovule existait tout à l'heure à l'état neutre, indifférent;
c'était une simple cellule analogue à toutes les autres cellules
infiniment nombreuses du corps tout entier, semblable en tous
cas à quelques milliers d'autres ovules du même ovaire. Il était
condamné à subir la loi commune d'évolution qui aboutit à la
mort de l'élément anatomique. Mais la liqueur séminale l'a
touché; de ce contact est résulté une modification ou plutôt une

____

(1) Chauffard, *La Vie*, p. 326.

transformation, car l'ovule fécondé possède ce que ne possédaient auparavant ni l'un ni l'autre des facteurs de cette combi-
naison. La liqueur spermatique n'était rien en apparence qu'un
liquide contenant quelques débris cellulaires; l'ovule n'était
qu'une cellule indifférente; du contact est résulté un ovule
fécondé.

Cet ovule jouit alors de la vie, c'est-à-dire de cette force évo-
lutive qui le transformera en un embryon, en un être complet,
en un être type, en un être générateur, lequel pourra plus tard,
par ses ovules ou par sa liqueur séminale, contribuer lui-même
à la reproduction de l'espèce.

Qu'était l'ovule avant sa fécondation, qu'est-il après? Il n'était
rien et devient tout. Est-ce le peu de matière du spermatozoïde
qui l'a transformé? Non, car la matière semblable d'un spermatozoïde quelconque ne produirait pas le même résultat : l'ovule
ne peut être fécondé que par une liqueur spermatique de la
même espèce.

La fécondation ne se fait que dans les limites de l'espèce :
c'est la loi fondamentale qui maintient sur notre globe la fixité
des types. Et si cette loi souffre quelques déviations, si parfois
la fécondation s'opère entre individus d'espèces voisines mais
différentes, la loi n'en est pas pour cela détruite; en effet, le
produit anormal ainsi obtenu ne fournit plus lui-même de germes
féconds, il est stérile. L'hybride est un être amoindri, impuis-
sant à transmettre une vie qui ne lui a été accordée par la nature
qu'à moitié et comme à regret. L'hybride est possible : c'est la
déviation à la loi; mais il est stérile : c'est la confirmation de
la loi.

Au contact de la liqueur spermatique, l'ovule qui auparavant
n'était rien, est devenu un germe fécondé. Une force l'a pénétré,
force d'évolution ou de création, peu importe son nom, mais
une force qui sera dorénavant l'idée directrice de cet atome matériel et le transformera en un être parfait. L'ovule a fourni les
matériaux nécessaires à l'embryon, et la liqueur mâle « le prin-
» cipe de la vie, du mouvement et de la forme : la liqueur sémi-

» nale est à la génération ce que le sculpteur est au marbre,
» suivant Aristote (1). » La cellule ovarienne n'est rien par elle-
même et tout par la force qui l'anime.

Et si l'on considère le germe fécondé dans la succession des
êtres, un phénomène curieux se manifeste, celui de l'hérédité
des qualités physiques.

Qu'un enfant ressemble à sa mère, cela n'a rien de surpre-
nant, car elle le nourrit assez longtemps de sa propre substance
pour qu'on puisse prétendre à la rigueur que l'ovule lui-même
n'a pas servi de support à la transmission de la ressemblance, et
que la gestation a tout fait. Mais quand la ressemblance avec le
père est frappante, il n'est pas possible de nier l'influence de la
force créatrice apportée par le spermatozoïde. Ce spermatozoïde,
en effet, qu'est-il matériellement? presque rien, comparé à
l'ovule; ce n'est pas une cellule toute entière comme lui, c'est
un simple débri cellulaire. Mais ce filament est animé d'un vif
mouvement qui l'amène au contact de l'ovule auquel il confère
la vie. Le mouvement, c'est la caractéristique du spermatozoïde,
c'est sa raison d'être; c'est cette force spécifique qui constitue
son contingent dans l'acte de la génération, bien plus que le peu
de matière dont il est formé. Si les parents ne transmettaient leur
image que par la matière seule, les chances de ressemblance à
un parent devraient être proportionnelles à son apport matériel
dans l'acte de la génération; et, comme la dose de matière
fournie par la mère est incomparablement supérieure à celle
qu'apporte le père, les enfants ne devraient qu'exceptionnelle-
ment ressembler à celui-ci, ce qui n'est pas vrai.

L'hérédité qui, d'ailleurs, n'est pas fatale, passe parfois au
dessus d'une ou de plusieurs générations, de sorte qu'un individu
transmet à ses enfants des qualités ou des défauts physiques,
des aptitudes ou des tendances qu'il n'avait pas lui-même et que
ses ascendants possédaient. C'est pour cela que les éleveurs
d'animaux se livrent à la sélection ou, pour employer une expres-

---

(1) Mathias Duval, art. Génération, *Dict. de Médecine et de Chirurgie
pratiques*, t. XV, p. 780.

sion qui ne prête pas à l'équivoque, à la culture des races; car
ils ont observé depuis longtemps ce que la science n'enregistre
que depuis peu, à savoir l'influence d'une fécondation antérieure
sur les suivantes. « Une jument de l'espèce cheval, dit Büchner (1),
» saillie par un étalon de l'espèce âne, donne toujours comme
» produits ultérieurs de sa fécondation par un étalon de l'espèce
» cheval, des poulains qui présentent quelque chose de l'âne, et
» des phénomènes analogues ont été observés sur des porcs,
» des chiens, etc., etc. Une négresse qui a donné une fois un
» enfant avec un blanc, produit ultérieurement, même avec des
» nègres, des enfants qui portent en eux quelque chose du type
» des blancs et réciproquement. De même des prédispositions
» morbides ou autres peuvent passer d'un premier père aux
» enfants d'un second père qui les produit avec la même
» mère (2). »

Ainsi la fécondation s'accompagne de l'imprégnation persistante de la femelle par le premier générateur. Les Anglais, fins
éleveurs de chevaux, ont, pour cette raison, il y a bientôt un
siècle, choisi avec le plus grand soin les animaux reproducteurs
dont ils inscrivirent les noms sur leur « stud book, » véritable
arbre généalogique où l'on recherche encore les titres de noblesse
des chevaux de course d'aujourd'hui.

Il est des hommes de race, comme il est des chiens, des
bœufs ou des chevaux de race ; et les plus sceptiques s'inclinent
malgré eux devant certaines familles où la noblesse des qualités
physiques, comme des qualités morales, se transmet par
hérédité.

La culture des races humaines est de la plus haute impor-
tance, car elle peut maintenir le type dans sa pureté d'origine.

---

(1) Büchner, *Science et nature*, trad. par Delondre, 1866, t. I, p. 183 (d'après
le docteur Theodor Waitz ; *Antropologie des peuples dans l'état de nature ;*
première partie : Sur l'unité de la race humaine et de l'état naturel de l'homme,
Leipzig, 1859).

(2) Ce fait est très complètement étudié dans le même ouvrage, par Büchner,
chap. XXVI : « Des héritages physiologiques. » Il doit être sérieusement médité
par les partisans des mariages multiples et du divorce.

On sait en effet que celui des israélites ne s'est conservé que
grâce à ce qu'ils se marient religieusement entre eux. Bien qu'ils
aient traversé les siècles, les terres et les mers, et les boulever-
sements sociaux de toute sorte, leur type s'est maintenu intact
après 1800 ans, avec ses qualités et ses défauts physiques et
moraux. L'israélite d'aujourd'hui est identique à celui d'autrefois ; la sélection qu'il a pratiquée ne lui a rien ôté, rien donné ;
c'est là un des meilleurs arguments de fait qu'on puisse produire contre la doctrine hypothétique du perfectionnement des
races par la sélection naturelle.

Mais si le type primitif s'est perdu par accident, l'être tend
naturellement et continuellement à y revenir. Les hybrides
d'accident ou de culture n'existent en effet que par une déviation
temporaire à la loi de la fixité des espèces ; aussi les jardiniers
prennent-ils bien soin de ne conserver pour la reproduction que
des plantes rigoureusement soustraites à la contamination par le
pollen d'une variété voisine, les variétés artificielles ne se conservant que grâce à une sélection intentionnelle persistante.

Que font-ils encore pour faire produire par un églantier des
roses de choix ? Dans une fente faite le long de la tige ils
greffent un bourgeon ; tout ce qui pousse au-dessus devient
rosier de culture remarquable par sa riche floraison. L'églantier
fournit toujours à la vérité les matériaux chimiques de la végé-
tation, mais c'est la greffe qui dirige l'emploi de ces matériaux
et qui fournit le type du feuillage et des fleurs. Ici encore la
matière n'est rien, la force est tout, car la vie est une création
où la force prime la matière.

Rapprochons de ce fait vulgaire une expérience de greffe
animale empruntée par Chauffard au professeur Paul Bert. « Il
» prend un jeune rat auquel il coupe une patte ; il dépouille
» cette patte de sa peau et l'introduit sous la peau du flanc d'un
» autre rat. Au moment de la transplantation, le squelette n'était
» pas encore arrivé à son entier développement. » Cette patte
va-t-elle « rester désormais, une fois greffée, dans l'état où elle
» se trouve au moment de l'expérience ? Eh bien, non, cette
» patte se greffe ; elle emprunte les matériaux de sa nutrition à

» l'animal sur lequel elle est greffée ; mais elle va vivre de sa
» vie propre, elle va se développer en conservant les proportions
» relatives de ses diverses parties osseuses ;.... et, au bout d'un
» certain temps, au lieu d'une patte en voie de formation, on
» retrouve une patte dont le squelette est complètement déve-
» loppé, comme si on l'avait laissée à sa place sur le rat
» amputé (1). »

Voilà certes une curieuse expérience ; car, cette patte enlevée
à un jeune rat, on pourrait croire « qu'elle va rentrer entière-
» ment dans la sphère d'unité du rat plus âgé sur lequel on la
» greffe. Loin de là, cette patte greffée demeure toujours la
» patte de l'organisme auquel on l'a dérobée.... Elle n'emprunte
» à l'organisme étranger auquel on l'associe monstrueusement,
» que des matériaux nutritifs ; mais ces matériaux, elle les trans-
» forme en elle, exactement comme s'ils lui étaient fournis par
» l'organisme par lequel et pour lequel elle a été engendrée (2). »
De même aussi la fleur poussée sur la tige de l'églantier appartient réellement au rosier qui a fourni la greffe.

Dans tout germe vivant, qu'il soit germe primitif ou germe de
greffe, il y a donc, suivant le mot de Cl. Bernard, « une idée
» créatrice qui se développe et se manifeste par l'organisation,
» et pendant toute sa durée, l'être vivant reste sous l'influence
» de cette même force vitale créatrice (3). »

C'est cette même « idée spécifique et finale qui précède et fait
» l'être vivant ; avant elle, l'être n'est pas ; après elle il est tout
» entier..... Et si de l'être lui-même nous passons à ses diverses
» fonctions, on peut dire pareillement que l'idée fonctionnelle
» précède l'organe, que la fonction fait l'organe, suivant une
» énergique expression. Toutes les fonctions, en effet, qui
» doivent concourir à la vie de l'être, sont annoncées et comme
» exprimées par un premier trait, avant que la fonction réelle
» soit établie ; et ces apparitions fonctionnelles rudimentaires

---

(1) Chauffard, *La Vie*, p. 207.
(2) Chauffard, *La Vie*, p. 213.
(3) Cl. Bernard, *Introduction à l'Étude de la Médecine expérimentale*, p. 162.

» s'opèrent successivement, suivant un ordre établi par l'impor-
» tance même de la fonction. C'est ainsi que la circulation
» future se fait deviner, avant tout appareil circulatoire, à l'ap-
» parition de quelques globules sanguins.... L'idée fonctionnelle
» se manifeste la première, avant que le fonctionnement la
» réalise (1). » « La fonction ne résulte pas de l'organe ; elle
» crée, au contraire, son organe, son instrument approprié. La
» fonction fait en cela comme la vie, laquelle ne résulte pas de
» l'organisation, mais crée son organisme, se réalise et se
» développe en lui et par lui (2). »

Les organes se développent avant que la fonction qui leur est départie puisse s'exécuter ; le fœtus possède des poumons avant de pouvoir respirer, des yeux avant d'arriver à la lumière, des oreilles avant que le son les puisse frapper. Ces organes pré-existent depuis longtemps quand l'enfant peut les mettre en œuvre ; ils se sont préparés lentement, suivant l'idée d'évolution qui préside au développement.

L'être a-t-il dès les premières manifestations de la vie son type définitif ? oui dans la force directrice de l'évolution, non dans l'aspect antérieur de son organisation. « Tous les embryons se
» ressemblent en effet, dit Büchner (3), et il est souvent impos-
» sible de distinguer l'embryon d'une brebis de celui d'un
» homme de génie qui étonnera peut-être le monde. » La spéci-ficité de l'embryon existe donc moins dans ses éléments maté-riels que dans la force qui dirige leur évolution.

Cette force d'évolution c'est, en effet, le moule de l'être futur, moule sur lequel la matière viendra prendre sa forme définie par avance. Quelques accidents, quelques erreurs de développement peuvent, à la vérité, empêcher la matière de suivre exactement les contours du moule ; il peut y survenir quelques bavures ; mais le fait du modelage n'en est pas moins évident. Ici encore la matière n'a sur la force aucune espèce de

---

(1) Chauffard, *La Vie*, p. 328.
(2) Chauffard, *La Vie*, p. 329.
(3) Büchner, *Force et Matière*, 5ᵉ édition, 1876, p. 155.

prédominance ; « la matière manifeste des phénomènes qu'elle
» n'engendre pas (1). »

La force d'évolution et de création garde sa suprématie pendant la vie entière ; c'est elle qui conserve l'être dans ses formes
originelles tout en permettant les modifications que l'âge, c'est-
à-dire l'usure, apporte à l'organisme.

Assurément nul de nous ne possède actuellement au même état
un seul des éléments anatomiques dont il était formé il y a dix ans ;
car tous se sont usés, tous ont été modifiés, sinon remplacés.
Et pourtant chacun de nous est demeuré le même individu.
Si deux amis de collège se rencontrent après trente ans d'éloi-
gnement, ils se reconnaissent encore ; c'est toujours la même
statue, qu'ils avaient vue sortant du moule, et que maintenant ils
retrouvent usée par les chocs de la vie, détériorée peut-être,
mais peut-être au contraire adoucie et embellie dans ses formes
primitives.

Tous les éléments anatomiques se renouvellent incessamment,
par suite d'un mouvement régulier d'assimilation et de désassi-
milation. Nous vivons d'échanges continus avec l'extérieur. Nous
lui empruntons les matériaux organisés ou inorganiques sous
forme d'aliments, et nous lui rendons les déchets de toutes nos
transformations : c'est la circulation de la matière.

Si la vie n'était rien de plus, si l'organisme ne faisait qu'ab-
sorber et rendre, son rôle serait celui d'un simple crible, d'un
appareil de dialyse. Mais la nutrition n'est pas le but, elle est le
moyen ; l'être n'est pas réduit à un tube digestif ; c'est un
ensemble vivant qui crée et engendre toujours pour une fin dé-
terminée. « Comme le disait Aristote, tout ce qui vit agit dans un
» but, et ce but, ainsi que Kant l'a exprimé plus nettement, est
» un but intérieur. Ce qui vit se sert de but à soi-même....
» L'individu porte en lui son but et sa mesure ; ainsi, à l'opposé

---

(1) Cl. Bernard, *La Science expérimentale*, problèmes de la physiologie générale, 2ᵉ édition, 1879 (cité dans les *Leçons sur les phénomènes de la vie*, 1879,
II, p. 399).

» de l'unité purement idéale de l'atome, l'individu se montre
» comme une unité réelle (1). » « La vie, c'est la création, dit
» Cl. Bernard ; » « la nutrition n'est rien autre chose que la
» puissance génératrice continuée, dit-il encore ; » et Chauffard
ajoute : « qu'est la nutrition, sinon la fonction génératrice con-
» tinuée, la création perpétuelle de l'organisme (2) ? »

Si l'organisme n'était qu'une pure matière en circulation, il ne
saurait conserver longtemps son unité primitive ; il serait exposé
à de perpétuelles transformations, bien loin de conserver sa
fixité propre et son individualité. C'est qu'une force de conservation préside à tous les échanges nutritifs et les maintient dans
une voie normale. Un esprit d'ordre anime en secret l'organisme ;
il n'y a pas d'isolement entre les divers systèmes, les divers
organes, les divers éléments ; tous concourent à former une
unité parfaite ; par conséquent on ne peut dire avec Bordeu que
« chaque organe est un animal dans l'animal, » mais bien
plutôt, avec Virchow, que « l'individu est une communauté une. »
Chaque partie manifeste des propriétés physico-chimiques
particulières, mais le tout est sous l'influence d'une force qui
centralise, dirige et rectifie les mouvements fonctionnels.
L'anarchie est incompatible avec la vie.

Une force directrice nous permet de résister aux agents exté-
rieurs de détérioration ; et quand ces agents ont pris l'organisme
en défaut et l'ont vaincu, c'est cette force propre qui donne à la
maladie son cachet particulier. Sous l'influence d'un même
refroidissement, plusieurs individus pourront contracter des
affections différentes par leur siège anatomique et par leur
forme, la diversité des effets produits tenant à des causes per-
sonnelles.

Et en supposant que la même cause ait donné aux divers individus une inflammation du même organe, nul doute que la
marche de la maladie ne soit malgré cela différente de l'un à
l'autre, car l'idiosyncrasie ou disposition particulière à l'individu

---

(1) Virchow, *Atome et Individu* (cité par Chauffard, *La vie*, p. 134).
(2) Chauffard, *La vie*, p. 425.

détermine la modalité pathologique. C'est pour cela qu'on pourrait presque dire qu'il y a non pas des maladies, mais des individus malades.

Il faut encore tenir un grand compte de la diathèse. Toute affection survenant spontanément chez un rhumatisant, par exemple, aura sa physionomie propre qu'elle devra, non pas à la cause occasionnelle, mais aux prédispositions antérieures de l'organisme. Le mal évoluera suivant le mode habituel des affections rhumatismales, et sous la dépendance de l'idée diathésique. Des épanchement liquides pourront ainsi survenir brusquement dans les séreuses qui entourent le poumon, le cerveau, le cœur, l'intestin ou bien dans les articulations, touchant fortement en surface et peu en profondeur ; ces épanchements disparaîtront aussi vite qu'ils auront paru, pour revenir ultérieurement. Dira-t-on que l'individu a été pris en si peu de temps de deux, de trois ou de dix maladies locales sans lien commun ? Non ; ce simple refroidissement, frappant un organisme résistant n'aurait produit qu'une inflammation locale, rhume ou mal de gorge ; mais, dans l'espèce, on admettra qu'il a rencontré, dans cet organisme prédisposé, les conditions requises pour le développement d'une maladie « *totius substantiæ.* » C'est qu'on doit toujours tenir un double compte du mal et du malade, de la graine et du terrain.

Les organiciens, particularistes d'autrefois, n'auraient trouvé à tous ces phénomènes aucun lieu commun. Mais actuellement on se préoccupe davantage de subordonner les lésions matérielles aux prédispositions morbides acquises ou congénitales, et de préserver l'organisme de leurs conséquences. Il faut en effet toujours songer à l'état de forces, puisqu'à côté de l'individualité de la maladie il y a aussi à considérer l'individualité du malade.

Si, de la marche de la maladie, nous passons à l'étude de la lésion elle-même, à l'anatomie pathologique, un fait général important se dégage immédiatement, c'est que l'aspect extérieur, les conditions objectives des éléments malades sont moins importants à considérer que l'évolution morbide elle-même ; parce que, ici encore, la force d'évolution domine et dirige l'élément.

Lorsque le microscope cessa d'être un instrument de curiosité et fut employé à des recherches d'anatomie pathologique, on crut avoir trouvé le plus sûr moyen de diagnostic, l'*ultima ratio* de la clinique.

Les cancers, par exemple, dont la nature vraie était d'une connaissance si difficile, et qui avaient passé si longtemps pour des animaux parasites suçant le meilleur de la substance, étaient encore considérés comme des productions absolument étrangères à l'individu et d'une structure hétérogène. La présence en ces tumeurs d'un liquide louche, sans analogue dans l'économie, avait poussé à cette croyance trop avantageuse pour n'avoir pas de partisans. Ce qui rendait le liquide trouble c'étaient des cellules d'aspect inconnu ; donc la tumeur était composée d'éléments hétérogènes ; donc, elle enlevée, la santé devait revenir vite et facilement à l'intégrité parfaite.

Rien de plus simple alors que d'arriver à un diagnostic si précieux : on prend une goutte du liquide, une parcelle du tissu qu'on place sous l'objectif du microscope ; et si on voit de grandes cellules à noyaux multiples, des cellules à forme irrégulière, des cellules allongées de telle ou telle forme, on est fixé ; cela ne ressemble à rien de ce qu'on connaît dans les tumeurs bénignes, c'est anormal, donc c'est de mauvaises nature ; c'est une production hétéromorphe, donc elle est maligne.

Et ce qu'on admettait ainsi pour le cancer, on le soutenait également pour le tubercule et pour toutes les autres productions morbides dites spécifiques. La spécificité de chacune résidait en un élément spécial qu'on ne retrouvait nulle part ailleurs, ni dans l'état de santé, ni dans d'autres états de maladie. C'était là le parasitisme reparaissant sur le terrain anatomique ; c'était la vieille doctrine d'autrefois rajeunie par l'autorité et le talent des Lebert, des Broca et des Follin, doctrine de la spécificité des éléments anatomiques. Comme conséquence, le malade n'était plus rien, le mal était tout ; ou plutôt il n'y avait plus un malade, mais un individu épuisé par un parasite et qui recouvrait la santé dès qu'on l'avait débarrassé de son vampire.

Malheureusement pour la thérapeutique il n'y a pas ainsi dans l'organisme des tissus étrangers ; il y a seulement des processus étranges ; le cancer n'est pas un tissu parasite, mais un tissu à évolution dévoyée ; sa spécificité réside non dans les éléments anatomiques eux-mêmes, mais dans l'évolution de ces éléments. Quand il se produit une tumeur cancéreuse, c'est que l'aptitude au cancer préexistait dans l'organisme. L'apparition de la tumeur ne fait que manifester l'état latent et fâcheux de la force d'évolution ; le processus cancéreux n'est qu'une déviation des processus normaux de conservation et de réparation.

A son origine, le corps est tout entier exclusivement formé d'éléments jeunes dits embryonnaires, lesquels, par suite d'une évolution régulière, aboutissent à la maturité. Ce fait acquis, un temps d'arrêt se produit et l'élément devenu adulte s'entretient, vit et se conserve, mais ne change plus, au moins pour long-temps.

Qu'un traumatisme survienne, si le corps est en santé, la réparation s'opère de la même manière ; elle se fait au contraire d'une façon différente et irrégulière s'il est en puissance d'une cause d'épuisement. Suivant la nature de cet état d'épuisement, le tissu de nouvelle formation, au lieu d'aboutir à l'état adulte, restera à l'état embryonnaire ou pour proliférer indéfiniment, par suite d'excès de nutrition, ou pour se détruire indéfiniment, les éléments cellulaires passant d'emblée à l'état de décrépitude. Dans le premier cas, quelle que soit l'étendue primitive du mal, il s'accroîtra toujours, et dans le second il se détruira perpétuelle-ment. Bourgeonnement hypertrophique ou ulcération nécrosique, tels sont les termes des productions nouvelles déviées du type normal.

Mais on ne voit dans tout cela ni éléments hétérogènes, ni cellules spécifiques, ni cellules de cancer, ni cellules de tubercule. Tout ce que nous pouvons trouver dans le tubercule et le cancer, nous pouvons le rencontrer en un autre point, dans un autre temps, sous un autre mode de développement. La force d'évolution peut être anormale, les éléments matériels ne le sont pas ; car c'est cette force qui donne au tissu nouveau son type régulier ou irrégulier. En un mot, si on voulait conserver pour les cancers la théorie du parasitisme, ce ne serait plus du parasitisme animal ou de l'anatomique qu'il faudrait parler maintenant, mais seulement du parasitisme clinique, la tumeur n'étant étrangère au type que par son évolution morbide.

Toutes les cellules que nous trouvons dans les tumeurs, nous pouvons les rencontrer ailleurs dans l'économie vivante. « Le » type spécifique de l'être vivant domine toujours toutes ces pro- » ductions déviées ou dégénérées (1), » dit Chauffard ; et il ajoute : « La lésion n'est lésion que par son processus, et non » par elle-même. Il y a erreur de lieu, ou erreur de temps, ou » erreur de développement ; c'est un trouble évolutif qui fournit » le caractère réel de la lésion. De la sorte, l'anatomie patho- » logique n'est plus une science immobile et morte, une façon » d'enregistrement d'altérations matérielles ; elle devient vivante, » relevant tout entière de la science de la vie, trouvant sa rai- » son d'être dans les lois générales de l'évolution vitale ; elle est » cette évolution déviée, et non une altération physique de nos » tissus, surgissant on sait d'où et se réalisant on ne sait com- » ment. » Il faut donc tenir compte « de ce qu'il y a de spécial » dans les manifestations de la vie et de ce qu'il y a de conforme à » l'action des forces générales : l'élément ultime du phénomène » est physique ; l'arrangement est vital (2). »

La tumeur, quelque parasite qu'elle paraisse, « est toujours » une partie du corps qui provient de celui-ci, dit Virchow (3)... » elle ne lui est pas seulement contiguë, mais procède de lui et » est soumise à ses lois. Les lois du corps régissent aussi la » tumeur. C'est pourquoi elle n'est pas un objet d'histoire natu- » relle que l'on peut regarder comme étranger aux éléments du » corps ; elle est, au contraire, à considérer comme renfermée » dans les limites de celui-ci... De même qu'il ne viendra à l'idée » de personne que le corps humain produit en lui-même des

---

(1) Chauffard, *La Vie*, p. 122.
(2) Cl. Bernard, *Leçons sur les phénomènes de la vie communs aux animaux et aux végétaux*, 1879, t. II, p. 524.
(3) Virchow, *Pathologie des tumeurs*, t. Ier, p. 26.

» noyaux de cerises ou de prunes, ou bien qu'un produit végétal
» quelconque procède d'une déviation de l'organisme animal,
» de même aussi il faut établir que tout ce que l'homme produit
» sera toujours quelque chose d'humain, et ce que l'animal
» produit, quelque chose d'animal; on ne pourra pas non plus
» revenir à l'idée qu'il doit procéder du corps humain quelque
» chose de *sui generis*, qui, génériquement, diffère des parties
» du corps. Un poil peut apparaître et croître à un endroit où
» nous ne devons pas nous attendre à rencontrer des poils, mais
» personne ne pensera et ne croira qu'une plume puisse pousser
» dans le corps humain. Dans le fait il est chez l'homme des
» tumeurs qui renferment des poils, et on trouve quelquefois
» dans les oies en les dépeçant des tumeurs contenant des
» plumes. Cela se comprend et est inhérent au type de l'indi-
» vidu. Mais si jamais un homme engendrait une tumeur avec
» des plumes, ou une oie une tumeur avec des poils, ce serait
» une sorte de production *sui generis*, parce que le produit
» dévierait du type inhérent à l'individu. Le type qui, en général,
» régit le développement et la formation de l'organisme, régit
» également le développement et la formation des tumeurs. Il
» n'existe nulle part un type différent, nouveau, indépendant. »

Il n'y a pas en effet d'anarchie vitale; tous les éléments sont
maintenus par le type, par le moule, par l'idée créatrice, par
la force en un mot; ils ne peuvent évoluer à leur fantaisie et avec
indépendance. Ce qui différencie deux tissus pathologiques, ce
n'est pas leur état physique, c'est leur état vital.

Prenons comme exemple les sarcômes, tumeurs de variétés
nombreuses et de gravités diverses; ils ont pour caractère anatomique commun d'être « constitués par du tissus embryonnaire
» pur ou subissant une des modifications qu'il présente pour
» devenir un tissu adulte (1). » Or, cette description leur est
commune avec les bourgeons charnus d'une plaie de bonne
nature en voie de réparation normale. Et cependant personne

---

(1) Cornil et Ranvier, *Manuel d'histologie pathologique*, p. 113.

n'oserait soutenir que du tissu embryonnaire de sarcôme soit aussi indifférent à l'organisme que du tissu embryonnaire de cicatrisation. Pourquoi l'un est-il dangereux et l'autre avantageux? Quelles différences les séparent? « Les seules qu'il nous » soit donné d'observer entre le sarcôme et le tissu inflamma- » toire, disent Cornil et Ranvier, c'est qu'on peut saisir une » origine et une fin différentes dans les deux cas. »

L'origine spéciale à la tumeur ce peut être une cause d'irritation locale ou passagère dont la suppression permet le retour à une évolution normale; ce peut être aussi et plus souvent un obstacle général, profond, permanent (acquis ou héréditaire et souvent latent), à la régénération des tissus lésés. Un choc, un coup ayant porté sur un organe sensible, une glande, une partie de moindre résistance et l'occasion est trouvée ; sous l'influence de cette cause insignifiante pour tout organisme sain, qui n'eût produit dans des conditions ordinaires qu'une désorganisation locale, passagère et aboutissant bientôt à un tissu de réparation, sous cette influence banale il se produit ici une tumeur.

C'est donc une cause prédisposante, la vulnérabilité d'un organe ou de tout l'organisme qui contribue le plus au développement des tumeurs, et non pas la cause occasionnelle. Le traumatisme détermine seulement le moment et le lieu de son éclosion. La lésion n'est rien par elle-même, parce qu'elle est momentanée ; l'état des forces est tout, parce qu'il est permanent.

« Les tumeurs diffèrent des produits inflammatoires, disent » Cornil et Ranvier (1), en ce qu'elles ont une tendance absolue » à persister ou à s'accroître, tandis que les néoformations » inflammatoires tendent toujours à disparaître ou à reproduire » le tissu qui leur a servi de matrice. » L'inflammation réparatrice aboutit à une prolifération identique et la tumeur à une production différente; comme l'origine, la fin les sépare.

Et si l'on cherche spécialement ce qui détermine le degré de

____

(1) Cornil et Ranvier, *Manuel d'histologie pathologique*, p. 106.

malignité des tumeurs, on voit que c'est le degré plus ou moins élevé de leur organisation. Plus une tumeur se rapproche du tissu embryonnaire, plus son organisation est jeune et éloignée de la stabilité, plus aussi elle a de tendance à proliférer. « C'est » l'ensemble de leurs propriétés d'envahissement progressif, » continu ou discontinu, et de généralisation qui fait leur » danger (1). »

Une tumeur c'est cliniquement une production dont la présence est compromettante parce que, suivant le mot de Virchow, « elle » représente quelque chose qui change à chaque instant (2) ; » parce que c'est un tissu à évolution folle et sans frein que la force de conservation ne maintient plus dans de saines limites.

En dehors de l'hérédité, les tumeurs peuvent apparaître sous l'influence de causes morales dépressives et prolongées ; c'est ce que l'on constate en interrogeant soigneusement les cancéreux.

Les excès de tous genres produisent le même résultat en diminuant non la masse des éléments anatomiques, mais leur résistance organique.

L'influence mauvaise des causes morales dépressives s'applique également à la réparation des lésions traumatiques ou opératoires. Les opérés guérissent mieux quand ils sont confiants dans le succès, confiants dans l'habileté de l'opérateur, ou insouciants du présent et sans inquiétude sur l'avenir. Ceux qui ont eu l'occasion de soigner des blessés de guerre savent que l'armée vaincue perd une plus grande proportion de blessés que l'armée victorieuse. Le shock traumatique est, pour les chirurgiens anglais, la cause de nombreux décès.

Pendant les épidémies, quels sont souvent les moins atteints par les maladies contagieuses? les médecins eux-mêmes qui sont les plus exposés pourtant à la contagion; pourquoi? c'est qu'ils ont moins peur que d'autres et que le contage ne se multiplie

---

(1) Cornil et Ranvier, loc. cit., p. 142.
(2) Virchow, *Pathologie des tumeurs*, p. 71.

pas dans un organisme résistant. De même la poule, qui habituellement est réfractaire à l'inoculation du charbon, cesse de l'être si, en la refroidissant, on la prive de sa résistance vitale.

C'est en effet toujours l'état de la force qui nous donne la clef des phénomènes morbides comme des phénomènes physiologiques; c'est la force qui crée, qui dirige, qui maintient, qui répare; et, quand elle disparaît, la vie cesse. Alors la contre-épreuve se fait; car si, pendant la vie, la force vitale gardait l'organisme dans son intégrité par son union intime avec lui, sitôt qu'elle s'en sépare, l'organisme cessant d'être sous sa suprématie retombe tout entier, en masse et d'un seul coup sous les lois des forces physico-chimiques. De corps organisé qu'il était, il tombe à l'état de matière; il était vivant et il meurt; c'était l'unité, ce sera l'anarchie.

La mort nous livre alors le secret de la vie. Une fois la séparation opérée, si le corps est soumis à l'action de l'eau et de la chaleur, il devient putrilage et poussière pour se mêler à la terre; s'il subit l'action du feu, c'est sous forme de gaz confondus avec l'atmosphère qu'il rentre dans la circulation de la matière.

A ce moment, en dépit des chimistes, on peut hardiment affirmer que ce qui est dispersé, ce n'est pas tout l'homme, mais bien la seule partie matérielle de son individu. De ce fait donc que la matière ne peut rester à l'état organisé quand elle a perdu ses manifestations vitales, de ce fait découle précisément la preuve évidente que, dans l'être vivant, le rôle prépondérant appartient à la force.

Quand on étudie l'homme, qu'on fasse de l'anatomie normale ou de la pathologique, l'état objectif des organes sains ou malades ne dit rien par lui-même, si l'on n'y joint la connaissance du mode d'évolution des tissus.

Le scalpel, la cornue et le microscope sont assurément des instruments d'étude excellents et dont il serait malséant de rabaisser le rôle; mais ils ne suffisent pas au médecin véritable.

On n'apprend pas seulement avec les yeux ; on doit encore réflé-
chir, comparer, discuter ce qu'on a vu, remonter des effets aux
causes, des phénomènes de la vie à la cause de ces phénomènes,
à ce que Cl. Bernard, comme nous l'avons vu au début,
appelle avec juste raison l'idée directrice, l'idée créatrice.
« Observer exactement des phénomènes est le point de départ
» de la science : les grouper et les interpréter en est le but (1). »

(1) Clémenceau, *De la génération des éléments anatomiques*, Introduction, 1865.

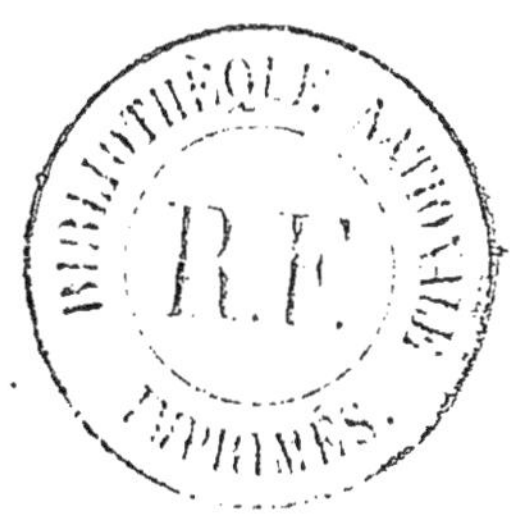

9 782013 480918